Hipocondría, el miedo a la enfermedad

Cómo puedes comprender por fin el miedo a la enfermedad y liberarte de él paso a paso

incl. los mejores ejercicios de autoayuda inmediata

Maike Ahlers

Contenido

Qué puedes esperar de este libro

La ansiedad es un tema muy serio y, sobre todo, el miedo a la enfermedad es un verdadero calvario para muchas personas.

Pero el miedo también es un sentimiento que todo ser humano lleva dentro, que es vital o esencial para la supervivencia y que es más fuerte o más débil en cada persona según su personalidad. El miedo impulsa, inspira, moviliza las propias fuerzas, conduce al éxito, pero también puede enfermarte, tanto que la vida se convierta en un infierno.

La hipocondría -como se denomina específicamente el miedo a la enfermedad- es un fenómeno de miedos totalmente exagerados que puede llevar a quienes lo padecen a sus límites. Sin embargo -aunque algunos no lo crean-, los que la padecen no son malintencionados.

En mi guía te espera una apasionante visión del tema de la ansiedad con todos los síntomas que la acompañan, consejos para mejorar los síntomas, así como sugerencias concretas para ponerlas en práctica de inmediato -por supuesto, adecuadas para la vida cotidiana, ¡te lo prometo!

Los estudios también te darán una idea del problema de la ansiedad en Alemania.

Conocerás a una joven que tenía miedo pánico a la enfermedad y luchaba con su miedo a diario, sólo para hacerlo soportable para sí misma con la ayuda de métodos eficaces. Afortunadamente, con el tiempo aprendió a vivir mejor con su miedo. Hoy, gracias a la ayuda profesional y a su propia voluntad, es una mujer feliz.

Tú también puedes hacerlo, ¡y por supuesto igual de bien si eres hombre (o diverso)!

Miedo en general

COMPRENDER EL MIEDO

Las serpientes, las arañas, el encierro en un ascensor o en un avión, en un tubo, en las alturas, la enfermedad, estar solo, incluso la mantequilla de cacahuete o los botones: todas o la mayoría de las personas tienen miedo a algo.

En realidad, el miedo es un sentimiento completamente normal y no patológico.

Cada persona lleva este sentimiento más o menos dentro de sí. Que los pequeños miedos cotidianos se conviertan en un miedo patológico que requiera tratamiento depende mucho de la personalidad. Hay personas que temen menos, mientras que otras gritan y se estremecen ante cosas pequeñas. Otras no pueden salir de casa y ya no son socialmente aceptables. Estas personas necesitan ayuda profesional. En realidad, sus vidas también podrían ser felices y estar relativamente libres de miedo. Pero los que tienen miedos pronunciados ya no ven su felicidad. No pueden ir por la vida sin preocupaciones y no pueden disfrutar de su existencia. El miedo se convierte en un calvario.

Si uno ya se despierta con el corazón acelerado y empapado en sudor y ya no se atreve a ir a trabajar porque teme no poder mirar a los ojos a los compañeros, no poder hablar con ellos, no atreverse a decir ni una palabra a cambio y que esto convierta el día en un tormento, entonces el miedo es patológico -en este caso está surgiendo una fobia social- y debería tener lugar una conversación de confianza con un médico.

Pero muchos de los afectados no van al médico, bien porque no saben que están enfermos, bien porque les da vergüenza. Tampoco quieren que se les encasille como enfermos mentales. Algunas personas dudan de si sus miedos siguen estando dentro de los límites de la normalidad o si necesitan ayuda seria y deben someterse a tratamiento.

Si sufres una ansiedad que te dificulta la vida, asegúrate de seguir leyendo y/o concierta una cita de consulta con un médico/psiquiatra con antelación, porque cuanto antes consigas ayuda, mejor.

Algunas personas están francamente consumidas por el miedo, inseguras y se roban a sí mismas su preciosa energía vital. Otras van por la vida con una sonrisa, rebosantes de confianza en sí mismas, radiantes de felicidad y satisfacción, sin comprender lo más mínimo las preocupaciones de los ansiosos.

Queridos lectores, ahora os preguntaréis ¿por qué es así?

Todo el mundo ha tenido una infancia más o menos formativa para él. Pero una mala infancia no dice nada sobre lo ansiosa que es realmente una persona. Muchas circunstancias contribuyen a ello, por ejemplo el entorno y las propias condiciones de vida (si vivo en un edificio alto con ascensor y tengo la llamada claustrofobia, cada día puede convertirse en una carga si sólo veo el ascensor, pero también puede ayudarme a superar mi miedo).

Sin miedo, nuestros antepasados no habrían sobrevivido. El miedo nos advierte y nos pone alerta al mismo tiempo. Garantizó la existencia de nuestros antepasados, su supervivencia. El tigre dientes de sable era una amenaza real, igual que los gatos depredadores, los lobos, las arañas venenosas y las serpientes.

Si la gente tiene miedo a las serpientes, no es imaginario, sino evolutivo. Las serpientes tenían y siguen teniendo un veneno que puede ser mortal para nosotros, los humanos. Estos miedos y fobias primarios de los humanos se remontan a épocas en las que era necesario para la supervivencia protegerse de este peligro real. Si la gente de aquella época no hubiera tenido miedo a los animales peligrosos, no habría sobrevivido. Así que los que no tenían miedo a las fuerzas naturales ni a los animales peligrosos morían. El miedo salvaba la vida y se arraigó en la gente a lo largo de generaciones. De este modo, los miedos se transmitían y heredaban a la siguiente generación. Cualquiera que hoy padezca miedo a los gatos puede estar seguro de que el miedo primitivo al tigre dientes de sable está detrás de ello.

Sin embargo, el miedo no sólo tiene un trasfondo evolutivo, sino también una función protectora. Un neurólogo portugués-americano, por ejemplo, describió a una paciente que ya no parecía sentir ningún miedo debido a una calcificación profunda en su cerebro. Su centro del miedo estaba prácticamente desconectado de forma crónica, de modo que siempre parecía alegre y complaciente. Se dejaba abrazar por desconocidos y charlaba con todo el mundo. Esta intrepidez no sólo tiene ventajas, sino que puede aprovecharse rápidamente y convertirse en un problema.

En una situación peligrosa, nuestro cuerpo se prepara para una posible lucha o huida, por lo que la reacción del cuerpo ante el miedo es un proceso normal. Cuando el corazón se acelera por el miedo y la tensión, aumenta el flujo sanguíneo a los músculos y se acelera la respiración, de modo que entonces aumenta el nivel de oxígeno en la sangre.

Sin embargo, si la tensión (por ejemplo, la tensión de las manos) y la respiración rápida persisten durante un periodo de tiempo más largo, el cuerpo no puede distinguir si realmente hay peligro o no, y se desarrolla una reacción en la que se descarga: el resultado es un ataque de pánico.

Los genes también desempeñan un papel importante en la ansiedad y son significativos para su desarrollo. Se calcula que la herencia de genes ansiosos es de un 30 a un 40%. Se han observado con mayor frecuencia trastornos de ansiedad simultáneos en gemelos idénticos que en gemelos fraternos. Si un miembro de la familia padece un trastorno de ansiedad, es más probable que los hijos y las generaciones posteriores también sufran un trastorno de ansiedad que en las familias psicológicamente no afectadas.

Algunos pacientes con trastornos de pánico tienen un gen mutado y, por tanto, alterada su actividad. Los científicos han descubierto que esta alteración genética puede desencadenar sentimientos incontrolados de miedo. Los ratones portadores de este gen también se comportan de forma extremadamente ansiosa.

Si te reconoces y sabes que eres una de esas personas que siempre están ansiosas, constantemente preocupadas y sensibles, también puedes alegrarte un poco (aunque no sea realmente reconfortante), porque éstas son las personas que no son las más aburridas. Tienen cosas emocionantes que contar y más imaginación. Personalidades famosas también han sufrido trastornos de ansiedad, como Goethe, Brecht, Vivaldi e incluso Freud, el fundador del psicoanálisis.

Una forma de trastorno de ansiedad es el trastorno de pánico, que afecta aproximadamente al 4% de las personas de todo el mundo a lo largo de su vida. Los ataques de pánico se producen de repente y sin motivo aparente. Se caracterizan por un corazón acelerado, dificultad para respirar, sensación de ahogo o respiración entrecortada. Los pacientes están empapados en sudor y tiemblan por todo el cuerpo o tienen la sensación de estar a punto de desmayarse.

En principio, sin embargo, no existe un único desencadenante. Los científicos creen que estos miedos suelen tener su origen en traumas de la primera infancia. La pérdida de uno de los padres, experiencias de violencia, abusos sexuales, negligencia o padres que han abusado del alcohol pueden favorecer el desarrollo de trastornos de pánico o de enfermedades mentales en general.

Sin embargo, el miedo también debe verse como una oportunidad, la posibilidad de convertir la precaria situación actual en una vida más satisfactoria y feliz.

El miedo en particular

En Alemania, casi 10 millones (!) de personas padecen un trastorno de ansiedad, y las mujeres son diagnosticadas con mucha más frecuencia que los hombres.

¿CUÁLES SON LOS MIEDOS?

Un tipo de trastorno de ansiedad es la fobia, otro tipo es el trastorno de pánico.

El trastorno de pánico, a diferencia de la fobia, no se refiere a un objeto o situación concretos.

Las personas que padecen fobias tienen un miedo extremadamente exagerado a objetos o situaciones que en realidad son inofensivos para ellas. Esto significa que, en realidad, el miedo es infundado. Sin embargo, el miedo de las personas afectadas es irracionalmente grande y quieren evitar a toda costa esa situación, que les resulta extremadamente estresante.

Hay un montón de fobias que puede sufrir la gente y de las que probablemente no tenías ni idea, como la alektorofobia -miedo a las gallinas- o la koumpounofobia -miedo a los botones-. También existe el miedo a los agujeros: la tripofobia. Suena bastante inverosímil y probablemente no es algo por lo que mucha gente vaya a las clínicas a tratarse.

Los siguientes miedos son los más comunes entre los alemanes:

- Trastornos de pánico
- trastorno de ansiedad generalizada
- fobia social
- Agorafobia
- fobias específicas

Trastornos de pánico

El trastorno de pánico se define como ataques de pánico repetidos que provocan síntomas físicos muy fuertes en la persona afectada. Se produce una sensación de ansiedad extremadamente fuerte de forma muy repentina. Los síntomas que experimentan los afectados incluyen taquicardia, mareos intensos, dificultad para respirar, sensación de desmayo, dolor en el pecho o aumento de la sudoración. Pueden aparecer muchos síntomas al mismo tiempo. Las personas sienten que el corazón les late hasta el cuello y tienen la sensación de que va a trompicones, lo que a su vez hace temer que estén a punto de sufrir un infarto. En el pecho, sienten una opresión o presión, o peor aún: un dolor punzante. Sienten opresión en la garganta, tienen un nudo en la garganta y sensación de falta de aire debido a una respiración más rápida. Los pacientes con pánico sienten que no pueden respirar y se hiperventilan (respiran excesivamente rápido y más). El cuerpo se ve sumido en tal agitación que muchos afectados tienen pánico a volverse locos o incluso a morir en esos momentos.

Un ataque de pánico de este tipo suele durar entre 20 y 30 minutos, alcanzando su punto álgido al cabo de unos 10 minutos. En raras ocasiones, las personas informan de que el ataque dura más de una hora. Para algunas personas, un solo ataque de pánico es suficiente para llevarlas al límite, pero los ataques repetidos son más frecuentes. Pueden ocurrir varias veces al día. Como resultado, los afectados desarrollan un gran miedo a los ataques, lo que conduce al llamado "miedo al miedo" y termina en un círculo vicioso.

Entre cincuenta y cien millones de personas en todo el mundo sufren probablemente ataques de pánico. La palabra deriva de la mitología griega, donde existía el dios Pan, mitad hombre, mitad cabra, que acechaba a los viajeros desprevenidos en una provincia griega durante el calor del mediodía. Asustaba tanto a estas personas que huían despavoridas y presas del pánico, y Pan desaparecía tan rápido como había llegado.

(Fuente: Herbig, R.: Pan, el dios griego de la cabra. Intento de monografía. Frankfurt, Vittorio Klostermann 1949)

Trastorno de ansiedad generalizada

Una característica típica del trastorno de ansiedad generalizada es que las personas que lo padecen tienden a preocuparse por todo, constantemente y durante mucho tiempo. No se trata de sus propias preocupaciones y cavilaciones, sino que estas personas se preocupan por su familia, parientes, hijos, cónyuge o pareja. Las preocupaciones se refieren a muchos ámbitos cotidianos de la vida y siempre pueden implicar cuestiones diferentes. A algunos les preocupa que pueda ocurrirle algo a un pariente cercano o a un amigo, otros se preocupan por su futuro profesional y por tener dificultades económicas. Los afectados se sienten como si estuvieran en trance, les acosan los mareos, la inseguridad, la debilidad y el aturdimiento, pero también, como en los trastornos de pánico, tienen síntomas como corazón acelerado, falta de aliento, dolor en el pecho, sensación de nudo en la garganta, náuseas, boca seca y/o escalofríos de frío o calor. Estas personas no pueden relajarse, están constantemente estresadas, nerviosas y acosadas por la inquietud, se encuentran en un estado de tensión constante. Esto, a su vez, hace que los músculos se tensen y acaben doliéndoles.

Las personas con trastorno de ansiedad generalizada no tienen ataques repentinos de ansiedad como en el trastorno de pánico, sino que se encuentran en un estado de ansiedad constante durante todo el día. Ésta no es tan intensa, pero dura mucho más tiempo. La mayoría de las veces, estas personas conocen sus miedos exagerados, pero aun así no pueden controlarlos o sólo pueden hacerlo con dificultad.

También sufren permanentemente trastornos del sueño, no pueden conciliar el sueño porque están atrapados en un giroscopio mental y tienen que pensar constantemente en sus preocupaciones. Las dolencias individuales también pueden repetirse una y otra vez en distintas combinaciones.

Además, el trastorno de ansiedad generalizada se caracteriza por nerviosismo e irritabilidad, dificultad para concentrarse, cefaleas tensionales y, a veces, molestias abdominales.

A menudo estos síntomas físicos son malinterpretados por el médico y así comienza una odisea de médico en médico. Por término medio, transcurren siete años desde los primeros síntomas hasta el diagnóstico correcto.

La sobreprotección en la infancia, así como la negligencia de los padres, pueden hacer que una persona desarrolle un trastorno de ansiedad generalizada a lo largo de su vida. Los factores hereditarios también desempeñan un papel que no debe olvidarse.

Fobia social

¿Tienes miedo de la gente? ¿Tienes miedo de estar en su compañía, de comunicarte con ellos, de interactuar con ellos, de hablar delante de otros, de expresarte en compañía, de comer con compañeros o incluso de conocer al sexo opuesto? ¿Sientes temblores en las manos, náuseas, dolores de estómago, te ruborizas o tienes que ir al baño todo el tiempo? ¿Te aterroriza que te critiquen, te avergüencen, te juzguen negativamente o incluso te humillen? ¿Evitas constantemente el contacto visual? ¿Tienes un miedo atroz a los exámenes que te impide hacerlos?

Entonces puede ser que padezcas fobia social.

A diferencia de la timidez, las personas con fobia social evitan por completo las situaciones en las que están expuestas al contacto humano. Su miedo a hablar o entrar en contacto con extraños es tan grande que sólo pueden superarlo tomando medicación. Las personas con ansiedad social experimentan una reducción significativa de su calidad de vida.

La ansiedad social es visible a una edad temprana, normalmente durante la pubertad.

Si los niños ya han pasado por experiencias en la guardería o en la escuela primaria que les resultaron socialmente estresantes, si se rieron de ellos, fueron rechazados o los demás se burlaron constantemente de ellos, esto puede provocar inferioridad, inseguridad y grandes miedos en estos niños. Normalmente, estos niños estresados ya no se atreven a decir nada en la escuela porque siempre tienen la sensación de que lo que dicen está mal.

Los niños que sufren violencia en la familia, cuyos padres viven divorciados, que reciben poco amor o que tienen un progenitor enfermo mental tienen un mayor riesgo adicional de desarrollar fobia social. Los padres que enseñan a sus hijos que estorban, que molestan constantemente y que no son bienvenidos, pueden desarrollar una baja autoestima. Por otra parte, los hijos de padres sobreprotectores no aprenden a afrontar los errores. Para todos los padres con hijos, nos gustaría remitirnos en este punto a la siguiente canción: "Todo el mundo comete errores, nadie es un superhombre" de Rolf Zuckowski. Escucha esta canción, muévete al ritmo de ella con tus hijos y refuerza así la autoestima de tu hijo.

Agorafobia

La agorafobia se desencadena por determinados lugares y situaciones. Las personas con agorafobia experimentan un miedo pánico a los lugares públicos o a las multitudes. Algunos temen ir a un mercado comercial por miedo a no poder respirar allí. Otras no pueden ir al bosque porque les obsesiona la idea de que pueda ocurrir un acontecimiento repentino, como sufrir un infarto, y entonces no haya nadie en el bosque para ayudarlas. Estos miedos llevan a las personas con agorafobia a desarrollar una marcada conducta de evitación para evitar estas situaciones que inducen miedo.

También son típicos los miedos a sentarse apretado en un tranvía, autobús o tren abarrotados, o incluso a volar en avión. En caso de ataque de pánico, la sensación es y no hay escapatoria, piensan. Si esto no se contrarresta y la persona ansiosa no pone fin a su evitación, se convierte en miedo al miedo y esto, a su vez, conduce a una restricción de sus actividades y a limitaciones generales en su vida cotidiana.

Según las estadísticas, unas cuatro de cada cien personas desarrollan agorafobia a lo largo de un año, y hay más mujeres afectadas que hombres. Alrededor de los 30 años, la agorafobia aparece por primera vez por término medio.

La causa puede ser un equilibrio alterado de ciertos neurotransmisores en el cerebro, pero también es posible una predisposición hereditaria.

No es infrecuente que las personas con agorafobia permanezcan sin ansiedad durante un largo periodo de tiempo. Si evitan las situaciones o lugares que les asustan y, por tanto, no tienen ningún desencadenante de su miedo, pueden vivir completamente tranquilos durante un largo periodo de tiempo. Sin embargo, en cuanto toman el control y vuelven a "adentrarse en el bosque", el miedo pánico reaparece.

La terapia recomendada en este caso es la cognitivo-conductual.

Fobias específicas

Imagina que vas al zoo, te paras en el terrario y te maravillas con todos los animales que se retuercen allí y que puedes distinguir entre las vigas de madera: animales más grandes y un poco más pequeños, pero todos sin patas y con un cuerpo musculoso y fuerte. Los ven lamerse y arrastrarse muy despacio por el pequeño tronco. Algunos están tumbados en la rama o enroscados alrededor de ella, otros se retuercen por el suelo.

¿Te asusta? ¿Como a Nadine, a la que convencieron para que volviera a visitar el terrario después de todo? Nadine entra en el edificio del zoo con excesiva cautela, siempre con las manos delante de la cara, dando un pasito muy pequeño antes de dar el siguiente y siempre dispuesta a escapar. Hoy quiere ser valiente, muy valiente. Hoy demostrará a su marido lo dura e intrépida que es. Hoy es el día en que se atreve a una confrontación y decide no mirar hacia otro lado y no huir en primer lugar. No, hoy no quiere huir, hoy es valiente.

Las serpientes están todas detrás de un cristal, no puede pasar nada, sí, su marido es bueno hablando. No es miedo a que pueda pasar algo, es puro asco por parte de Nadine. Ya no soporta la visión de un animal tan dibujado, incluso de pequeña no podía mirar el libro de ilustraciones en el que el erizo mordía a la serpiente. ¿O era al revés? Nadine no volvería a inquietar su memoria, porque aunque aún conservaba aquel libro infantil dibujado a lápiz en el armario, nunca volvió a mirarlo. Siempre quiso deshacerse de él, pero era incapaz de tocarlo. Hoy, sin embargo, es el día en que Nadine quiere reunir todo su valor y entrar en el temido terrario. Su marido intentó disuadirla de antemano de todos sus temores, Nadine era muy escéptica, pero al fin y al cabo es una mujer de treinta y tantos años que ya está en la madurez de la vida y es reconocida profesionalmente e incluso muy popular. Pero prefirió dejar hoy a su pequeño Paul con los abuelos para evitarle sus posibles gritos. Resumiendo: Nadine se ha acercado valientemente a la fachada de cristal del primer terrario, trozo a trozo, en realidad milímetro a milímetro, y sigue sin ver: nada... De repente, a Nadine le asalta un susto que no podría ser mayor, luego un grito, un grito demencialmente fuerte, y Nadine sale corriendo del edificio gritando con fuerza e inmediatamente vuelve su pánico extremo.

Su corazón se acelera, el pulso le sube hasta el pecho, tiembla de asco. Nadine sufre una fobia extrema a las serpientes. Quería conseguir superar su terrible miedo esta vez, y aunque sabe que los animales no pueden hacerle daño, no ha conseguido mantener a raya su temor.

La terapia cognitivo-conductual o la terapia de confrontación pueden ayudar en este caso. Si te afecta tanto como a Nadine, no tengas miedo de ponerte en contacto con un psicólogo. Existen, por supuesto, otras fobias específicas, como el miedo a las alturas, a volar en avión o a las fuerzas naturales, por ejemplo el agua. Estas situaciones temidas son evitadas por los afectados, aunque sepan que su miedo es exagerado y que no suele haber peligro alguno.

HIPOCONDRÍA - MIEDO INFUNDADO A LA ENFERMEDAD

Charlie Chaplin lo tenía, Federico el Grande, Woody Allen y Thomas Mann también estaban afectados: alrededor del uno por ciento de los alemanes lo padecen, el miedo infundado a la enfermedad. Estas personas tienen un gran miedo a enfermedades que en realidad no padecen. Malinterpretan sus síntomas, pasan horas en Internet investigando cada pequeño signo de su cuerpo, se imaginan que están gravemente enfermos y son los pacientes más examinados por su médico. Necesitan constantemente que el médico les tranquilice, e incluso si el médico certifica que todo va bien, la idea de la credibilidad del médico no dura demasiado. Entonces la inseguridad se hace tan grande que piensan que, después de todo, están muy enfermos y sólo que nadie se lo ha diagnosticado todavía. Esto lleva a lo que se llama "saltar de médico". Los hipocondríacos corren de médico en médico con la esperanza de que alguien encuentre algo para que se sientan confirmados en su creencia.

Por otra parte, también temen que se confirme su propio diagnóstico. Como observan y controlan constantemente su propio cuerpo y están tan obsesionados consigo mismos, cada pequeña cosa es interpretada o malinterpretada, como un dolor de cabeza como un tumor cerebral o un malestar abdominal como un cáncer de intestino. Éste fue el caso de Theo, que tuvo muchas visitas a su médico de cabecera, con muchas derivaciones a especialistas. Le examinaron todo, los pulmones, el corazón y el hígado, le hicieron una gastroscopia, una colonoscopia, una vejigoscopia, un TAC de todo el abdomen, una resonancia magnética, vio a un nefrólogo, a un internista, a un cirujano, a un cardiólogo y a un neumólogo, pero ninguno de estos médicos pudo confirmar su grave sospecha de cáncer de intestino. Mientras tanto, sufría molestias abdominales masivas y sólo podía tratarse de cáncer. En realidad, Theo se avergonzaba de sus muchas visitas al médico, pero estaba tan convencido de que era un enfermo terminal que no podía evitarlo.

Theo no era un malinger, no se imaginaba sus síntomas ni los fingía, no, realmente sentía el dolor y las molestias todos los días. Había desarrollado un delirio hipocondríaco que le limitaba mucho y afectaba enormemente a su calidad de vida. Antes iba a los partidos de fútbol con los amigos, ahora se pasa horas investigando su supuesta enfermedad delante del ordenador. Como consecuencia, sus amigos se han retirado. Para salir de su aislamiento y del círculo vicioso, su médico de cabecera le ha aconsejado someterse a psicoterapia. Theo está decidido a aprovecharla y hacer que su vida vuelva a merecer la pena sin esta constante carga psicológica.

Alrededor del cuarenta por ciento de los afectados sufren también depresión al mismo tiempo. Theo también sufría cada vez más insomnio, no tenía impulso y su estado de ánimo era cada vez más depresivo. Esto se debió a su infancia. De niño estaba gravemente enfermo y su madre era sobreprotectora. Dramatizó aún más su enfermedad, de modo que Theo aprendió que toda su vida estaba marcada por una terrible enfermedad.

La terapia individual con un psicoterapeuta no es la única forma de superar la hipocondría; la terapia de grupo también puede ser útil. Para los pacientes con depresión, también puede ser adecuado administrar antidepresivos adicionales. La biorretroalimentación también puede ser útil. A través de la pantalla, los pacientes son conscientes de que los síntomas pueden ser normales e inofensivos. Los pacientes deben interiorizar esto en la medida de lo posible.

CORONA - EL MIEDO A UN VIRUS

Desde 2019, cuando el coronavirus estalló en China y también aterrorizó cada vez más a Alemania en marzo/abril de 2020, el miedo y el pánico ya no podían ser ignorados por mucha gente. Las noticias se sucedían, cada semana había nuevas restricciones, luego en los distintos estados federales de nuevo algunas relajaciones y mucha gente estaba angustiada por todo lo que aún no estaba claro.

Los humanos necesitamos cierta seguridad y la inseguridad provoca miedo. Esto pudo verse, por ejemplo, en las enormes compras de hámsters. De repente, el pánico se apoderó de la población, surgió una situación completamente nueva para muchos y pensaron que la propagación del coronavirus podría provocar escasez en el suministro de alimentos. Algunas personas sintieron tal inseguridad y se volvieron irracionalmente temerosas. Y el pánico puede ser contagioso...

Además, el tema de Corona tenía (o tiene) una presencia tan grande en todos los medios de comunicación, con constantes informes sobre catástrofes y titulares audaces que hicieron subir la espiral del miedo, lo que a su vez provocó un sentimiento de impotencia e indefensión frente a este virus invisible.

En estos tiempos, es importante que la gente no se deje inquietar por estos numerosos informes y no consuma las noticias negativas permanentemente. Por supuesto, debes informarte, pero los que ya son muy ansiosos por naturaleza no deben someterse aún más a este alarmismo. En tales situaciones vitales, presta más bien una nueva atención a tu tiempo libre, utilizando el tiempo disponible de forma más consciente e intensa, por ejemplo, para descubrir nuevas aficiones, vuelve a leer o intenta percibir conscientemente de nuevo la naturaleza con todos sus aromas y olores. Escucha tu música favorita, baila con ella y aleja tus pensamientos del miedo y el pánico. El deporte también es una buena forma de reducir el estrés. No hace falta que te conviertas en un atleta de competición, también basta con caminar y/o pasear. Puedes hacerlo solo o con tu pareja y, en el mejor de los casos, ¡incluso enriquecerá vuestra relación de pareja! También hay cursos gratuitos en línea y deportes virtuales en YouTube a los que puedes acceder en cualquier momento. Además, ten en cuenta qué cosas positivas puedes sacar de este tiempo, algo que enriquezca tu vida. Tal vez te propongas ser más agradecido, agradecido por vivir en un país con un alto nivel de salud, o estar agradecido por tus hijos y tu familia, ¡agradecido por cada uno de los días que puedes disfrutar!

MUCHOS SÍNTOMAS - UNA POSIBLE CAUSA: MIEDO A LA ENFERMEDAD

Si experimentas los síntomas que has leído y sabes en secreto que padeces un trastorno de ansiedad, no tengas miedo de acudir al médico. Acude más una vez que otra y no te avergüences de ello. Muchas otras personas sienten lo mismo que tú.

He aquí algunas señales o síntomas de advertencia más que podrían aparecer si tienes miedo a la enfermedad:

Miedo muy grande a padecer una enfermedad incurable; preocupación por el dolor; miedo a tener que sentarse en una silla de ruedas o a quedar discapacitado en general; percepción exagerada de las señales del cuerpo; inseguridad; visitas constantes al médico y tranquilización; ataques de pánico; miedo a sufrir mucho y que nadie pueda ayudarte; en casos extremos, miedo a la muerte.

También puede manifestarse con palpitaciones, mareos, pérdida de concentración, sofocos (también pueden producirse durante la menopausia), agotamiento y fatiga constante, ya que las reservas de energía del cuerpo se agotan por la tensión constante.

El miedo a la enfermedad también suele afectar al tracto gastrointestinal y se manifiesta mediante un aumento de la diarrea, molestias estomacales o abdominales, así como estreñimiento, que a veces se alterna con diarrea.

Muchas de las afectadas son muy conscientes de su cuerpo, por ejemplo, se examinan constantemente los pechos, se informan muy intensamente sobre posibles signos de enfermedad y consideran que las descripciones son aplicables a ellas.

Sin embargo, lo siguiente es muy importante: ¡Las personas afectadas no son malintencionadas! Sienten realmente los síntomas.

Resultados de la investigación

Contraer cáncer es la enfermedad más temida por la población alemana. Ningún otro temor a la enfermedad atormenta más la mente de los habitantes. En general, la mayoría de la gente está bastante satisfecha con su salud, es decir, más de la mitad de los encuestados en un estudio califican su salud de buena, un tercio incluso de muy buena, sin embargo, el 10% ve su estado como malo o muy malo (2%). A diferencia de las personas mayores, los menores de 45 años califican su estado de salud de "bastante bueno" o "muy bueno" (estudio Forsa 2019). No obstante, para muchos, la idea de padecer cáncer es una idea que preferirían desterrar rápidamente de su mente.

Desde 2010, cada noviembre, el renombrado Instituto Forsa realiza encuestas sobre el miedo de los alemanes a la enfermedad para la compañía de seguros médicos DAK-Gesundheit.

La encuesta actual de 2019 tenía este aspecto, con 2814 encuestados:

El cáncer sigue siendo la enfermedad más temida entre la población alemana, independientemente de la edad de los encuestados. Así, el miedo a los tumores se sitúa a la cabeza de todas las enfermedades temidas, con un 69%. Una de cada tres personas teme las enfermedades mentales, es decir, la depresión, el agotamiento y los trastornos de ansiedad; esto se aplica a todos los grupos de edad y se ha mantenido igual desde que comenzó el análisis en 2010.

Tras el 69% que teme contraer un tumor maligno, el 49% teme la demencia o el Alzheimer, el 45% teme los derrames cerebrales y el 43% de los encuestados teme sufrir accidentes y lesiones graves en el proceso. El miedo a un ataque al corazón fue citado por el 38 por ciento y el 33 por ciento nunca querría contraer una enfermedad ocular grave, ni siquiera la ceguera. Las mujeres tienen más miedo que los hombres, con la excepción de los infartos de miocardio. Las personas mayores temen más los accidentes cerebrovasculares y la enfermedad de Alzheimer, así como la demencia, que los jóvenes.

Una enfermedad pulmonar grave es algo que el 21% no quiere contraer, la diabetes el 16% y el 11% teme una enfermedad de transmisión sexual.

Además, el estudio afirma que existen diferencias entre los distintos estados federados. Según el estudio, la mayoría de la gente se siente en forma en Schleswig-Holstein (un 95%), seguida de Baden-Wurtemberg y Baviera (ambas con un 90%). Según el estudio, los habitantes de tres estados federados no están tan satisfechos con su salud: Sajonia-Anhalt (80), Sajonia (83) y Turingia (85).

En Sarre, el miedo al cáncer está especialmente extendido, como indica el 79% de los encuestados. En Hesse, en cambio, la mayoría teme el Alzheimer (55) y los accidentes graves (58).

Las mujeres son más conscientes de su salud y sus obligaciones que los hombres, acuden más a menudo a las revisiones de cáncer (69%) y están más abiertas a los ejercicios de control del estrés. De los hombres, sólo el 45% dijo acudir a cuidados preventivos.

Aquí tienes de nuevo un resumen:

Estas 10 enfermedades son las más temidas:

- Cáncer (69 %)
- Enfermedad de Alzheimer/demencia (49 %)
- Apoplejía (45 %)
- Accidente con lesiones (43 %)
- Infarto de miocardio (38 %)
- Enfermedades oculares graves (33 %)
- Enfermedad mental (30 %)
- Enfermedad pulmonar grave (21 %)
- Diabetes (16 %)
- ETS como el SIDA (11 %)

(Fuente: encuesta Forsa 2019 encargada por DAK)

El Centro de Información sobre Seguros R+V también se ocupa de estudios y lleva casi 30 años investigando cada verano los "Miedos de los alemanes".

El Centro de Información de R+V Seguros ha realizado un estudio sobre el miedo a la Corona en Alemania a partir de principios de abril de 2020, lo que ha motivado una encuesta especial a 1075 ciudadanos.

Se formularon las cuatro preguntas siguientes a los participantes:

1.   ¿Aumentan las altas tasas de infección el temor a una enfermedad grave?

2.   ¿Ahora hay más gente que teme una recesión? (recesión económica)

3.   ¿Hasta qué punto es grande el miedo a perder el trabajo?

4.   ¿Cómo valoran los alemanes el trabajo de los políticos?

Aquí sólo nos ocuparemos específicamente de la primera pregunta, que puede responderse claramente con un sí.

En seis puntos porcentuales, el miedo a enfermar gravemente ha aumentado en la crisis de Corona, hasta un total del 41%. No hay diferencias notables en los grupos de edad. Hasta ahora, en el transcurso del estudio, la generación más joven, hasta los 30 años, se mostraba significativamente más despreocupada que los mayores. Ahora, al parecer, muchos jóvenes también han comprendido que Covid-19 también puede afectarles a ellos.

El miedo a una enfermedad grave es de nuevo significativamente mayor entre las mujeres en esta encuesta especial (46%) que entre los hombres, de los que sólo el 36% lo declaró.

La lucha de Sarah contra el miedo

Sarah es una mujer joven de 36 años, alta, guapa a la vista y con el pelo largo, rubio y ligeramente ondulado. Vivió en pareja estable durante diez años, hasta que su novio rompió con ella hace tres años. Sarah atravesaba una profunda crisis en aquel momento, estaba tan centrada en sí misma que, en realidad, un hombre no tenía cabida en su vida. El novio de Sarah la quería, pero cada vez más no podía soportar la situación, que era extremadamente difícil para él. Echaba de menos el afecto, su profundo amor que seguía existiendo al principio de la relación, echaba de menos la unión, los mimos y la pasión sexual. Había conversaciones, pero Sarah las bloqueaba, se retraía cada vez más y más en su interior. Ya le quería, pero no podía salir de su piel, no podía implicarse con nadie más en ese momento: Sarah sólo se veía a sí misma. Prestaba atención a cada pequeño signo de su cuerpo, en realidad tan atractivo. Se fijaba en cada pequeño cambio que se producía en ella. Se pasaba horas delante del espejo, no para contemplar su belleza, no, se mordía a sí misma en un estado que nunca había creído que experimentaría. Sarah estaba enferma, muy enferma...

Mientras tanto, todo empezó tan inofensivamente... Sarah creció como hija única en casa de sus padres; su padre era ingeniero en una gran empresa, su madre era secretaria ejecutiva en un proveedor de energía. Recibió toda la atención de sus padres, que tenían poco tiempo pero mucho amor para su hija. En sentido estricto, esto significaba: su padre prestaba a Sarah mucha atención física en forma de cariñosos abrazos, la madre de Sarah, en cambio, mostraba su amor más bien a través de ricas provisiones culinarias, cocinaba, chisporroteaba y horneaba con devoción.

La madre también era mentalmente inestable, muy ansiosa, enfermaba de vez en cuando, era la más estricta de las dos, pero seguía queriendo a su hija a su manera. Así que Sarah experimentó menos abrazos sinceros y cariñosos de su madre, pocas caricias y calor. Inconscientemente, siempre sintió la timidez de su madre. Su madre no quería vacaciones a otros países a los que sólo se podía llegar en avión, se preocupaba excesivamente si Sarah llegaba a casa un poco tarde, inconscientemente transfería sus propios miedos a su hija. Sarah no se dio cuenta de nada de esto al principio. Los padres se separaron cuando Sarah cumplió 18 años. Así que vivió una infancia marcada, por un lado, por el amor sincero de su padre, pero, por otro, por la frialdad inconsciente de su temerosa madre.

Al novio de Sarah le resultaba cada vez más difícil sobrellevarlo, veía a Sarah sufrir cada vez más, retraerse, dejar de prestarle atención. Seguía queriéndola, pero ya no podía vivir con el comportamiento de Sarah, así que al final la separación fue inevitable para él. En esta crisis, Sarah cayó en un pozo tan profundo que sólo encontró el camino de vuelta a una vida más feliz con ayuda profesional.

Pero, ¿cómo se manifestó el estado de Sarah?

EL DIABLO EN ELLA

Sarah se ponía delante del espejo todas las mañanas. Primero durante 10 minutos, luego durante media hora, más tarde durante 2 horas. Su cuerpo temblaba, su corazón se aceleraba, su pulso latía tan deprisa que se sobresaltaba una y otra vez: "Me va a dar un infarto, me voy a caer, nadie me ayuda, no hay nadie, estoy sola aquí, me voy a morir...". En esos momentos, tan terribles para ella, Sarah sólo tenía esos horribles pensamientos. Era tan amenazador para ella que gritaba en esos momentos. Sarah ya no tenía fuerzas, su cuerpo se encabritó, su pulso se aceleró aún más, hasta el infinito... El cuerpo de Sarah se rebeló. Seguía sintiendo pánico de que todo fuera a acabar ahora mismo, de que fuera a morir, ahora de verdad. Los ataques de pánico surgían una y otra vez. Para Sarah, fue una experiencia aterradora. Una vez experimentada, el miedo ahora giraba en torno a no volver a experimentarla. Se inició un círculo vicioso.

Una vez más, Sarah cogió el teléfono presa del pánico y marcó el número de urgencias. Cada vez se estremecía, gritaba frenéticamente que estaba sufriendo un infarto, que se estaba muriendo, que no podía respirar, y entonces el teléfono móvil solía caérsele de la mano... Minutos después llegó el médico de urgencias, le hizo un ECG del corazón, le midió el pulso y la llevó al hospital por precaución. Sarah estaba segura cada vez de que debía de ser muy grave; al fin y al cabo, de lo contrario la ambulancia no habría corrido hacia el hospital con las luces azules. En urgencias, después de que le hicieran todas las exploraciones necesarias, esta vez un médico muy sensato y atento le explicó que no le pasaba nada físicamente, pero que se había dejado llevar tanto que los síntomas parecían realmente los de un infarto, pero que podía estar segura de que su corazón estaba bien. Esto tranquilizó a Sarah por el momento y, cuando le dieron el alta, pudo creer al médico durante un breve espacio de tiempo, pero cuando volvió a ponerse delante del espejo unos días más tarde por la mañana, el destino siguió su curso una vez más.

Sarah no podía dejar de mirarse en el espejo, de observar detenidamente su cuerpo, así que días después Sarah volvió a ponerse delante de su espejo, mirándose desde todos los ángulos, y entonces lo descubrió: un lunar que nunca antes había visto. Inmediatamente empezó a investigar en Internet cómo debería ser un lunar "normal". Oh, no, esta manchita marrón era irregular y estaba un poco deshilachada, al menos así le parecía a ella, oh, no puede ser, ¡cáncer de piel, sí, tengo cáncer de piel! De nuevo un demonio empezó a extenderse en el interior de Sarah, un demonio que le estaba arrebatando la mente. Su corazón empezó a latir más deprisa, le faltaba el aire, se mareaba, se estaba gestando otro ataque de pánico. Todo le daba vueltas en la cabeza. "Sí que me pasa algo en el corazón, y también tengo cáncer de piel". El carrusel mental no paraba, los mareos tampoco, Sarah marcó el número de urgencias...

De eso hace ya tres años.

ACEPTACION

Esta vez, un joven médico asistente hizo la misma afirmación que la última vez, que el corazón de Sarah estaba sano y que debía acudir a un dermatólogo para que le examinara el lunar. Sarah llamó al dermatólogo el mismo día y consiguió cita la misma semana debido al pánico que había expresado, lo que provocó un nuevo pánico en su mente. "¡Si es tan rápido con una cita, entonces el lunar debe de ser especialmente peligroso!". La mente de Sarah se volvió aún más loca y ahora también estaba constantemente delante del espejo durante el día, mirándose aún más de cerca.

Miraba constantemente el lunar, incluso iba a buscar una lupa. La ansiedad de Sarah aumentaba inconmensurablemente cada vez. Se extendieron las palpitaciones, los mareos y una alternancia de escalofríos fríos y calientes.

"¡Tengo cáncer de piel, cáncer de piel, cáncer de piel, sí, debe de ser eso, si no, me habrían dado cita dentro de un cuarto de año!". Los tres días que faltaban para su cita con el dermatólogo fueron un infierno para Sarah. Sarah ya no podía concentrarse en su trabajo como artista autónoma. Mientras tanto, tenía tanto que preparar para la próxima exposición en el museo... "Pero qué sentido tiene todo esto, con el cáncer de piel mi vida se acabará pronto de todas formas...". El miedo en la cabeza de Sarah crecía y crecía y crecía... y ya no le dejaba ni un minuto tranquila. Sarah temblaba constantemente, no pudo dormir en absoluto las últimas noches hasta la cita, daba vueltas en la cama por la noche, sus pensamientos giraban en torno al lunar que tan mal le sentaba, en torno a toda su vida, en torno a su relación, ¿seguía siendo una relación (?), estaba sudorosa por la mañana y empapada en sudor por la tarde....

El médico, que miraba tranquilamente el lunar y lo examinaba de cerca con una lupa, hablaba de forma muy tranquilizadora y amable con Sarah, que hablaba casi histéricamente con el médico, pero éste mantenía la calma, sacudía la cabeza y, en realidad, conseguía frenar un poco el terrible miedo de Sarah. El lunar no parecía alarmante, era una manchita normal que no parecía alarmante por el momento y que sólo necesitaría atención médica si cambiaba de verdad.

Pero lo que el tranquilizador médico le dijo a Sarah le pareció completamente extraño al principio: debía hablar con su médico de cabecera y, si era necesario, acudir a un psicólogo. ¿Con un psicólogo? Sarah no se lo creía...

Unos días después, Sarah interiorizó las palabras del médico. Por primera vez se dio cuenta por sí misma de que le pasaba algo y, tras mucho pensar e investigar en Internet, lo supo y lo comprendió: está enferma. Es hipocondríaca, su pánico supera muchas veces el ámbito de lo normal. No, no se imaginaba sus mareos, incluso el pulso que le latía hasta el cuello era real, pero aceptó lo que no había hecho antes: se aceptó a sí misma con todo su sufrimiento y aceptó las palabras del médico.

TU CAMINO DE VUELTA A LA NORMALIDAD

Sarah se armó de valor y concertó una cita con su médico de cabecera. Su excitación no tenía límites, sus manos sudaban y se enfriaban por momentos, sentía calor en la frente, temblaba por todas partes cuando entró en la consulta. Estaba tan excitada que olvidó su nombre. En la sala de espera, la excitación aumentó aún más, pero cuando Sarah se dio cuenta de que estaba aquí para recibir ayuda, pudo calmarse al menos un poco. Esta tranquilidad aumentó cada vez más a través de la conversación de confianza con el médico.

En primer lugar, hay que mencionar que también es posible consultar a un especialista en psiquiatría. El médico de familia también puede remitir a este especialista.

Por supuesto, al principio Sarah apenas se atrevía a expresar su problema, pero como se dio cuenta de que el médico la miraba amistosamente y sonreía ligeramente, y como en su fuero interno sabía que su vida no podía seguir así, Sarah superó su vergüenza, reunió todo su valor y, entre lágrimas, le dijo al médico: "¡Tengo mucho miedo a la enfermedad! En ese momento a Sarah se le cayó una piedra del corazón, tembló, pero no le siguió ningún ataque de pánico. Al ver inmediatamente la seriedad que había detrás de las declaraciones de Sarah, el médico le hizo saber de forma amistosa y firme que no estaba sola con su problema, que no tenía por qué avergonzarse de él y que había ayuda para Sarah. Las palabras de su médico dejaron un rastro de esperanza y Sarah comprendió cada vez mejor que ahora le tocaba a ella seguir ese camino que le habían señalado y acudir a un psicoterapeuta psicológico para que le diera terapia cognitivo-conductual. Al hacerlo, su médico tampoco le ocultó que hay largos tiempos de espera para las citas, y le aconsejó que solicitara inmediatamente una lista de terapeutas a la compañía de seguros médicos y se pusiera en contacto con varios terapeutas. Todos los terapeutas tienen las llamadas sesiones de prueba, en las que paciente y terapeuta llegan a conocerse y deciden si les es posible una relación terapéutica. Además, en estas sesiones, de las que hay un mínimo de dos y un máximo de cuatro desde 2017, se aclara qué terapia parece más adecuada y, por supuesto, también se realiza un diagnóstico detallado.

El médico de Sarah la hizo muy consciente de que debe acudir urgentemente a su médico si se encuentra en tan mal estado que ya no puede estructurar su día, cae en una profunda depresión o incluso piensa en el suicidio. En ese caso, el ingreso en un hospital psiquiátrico sería urgente y representa una ayuda inmediata. Con todas estas palabras y posibilidades señaladas por su médico y aún con la derivación a un psicoterapeuta en la mano, Sarah salió de la consulta. Al principio se sintió un poco abrumada por todo lo que le dijeron, pero Sarah ya era lo bastante perspicaz como para seguir las palabras de su médico, ponerlo todo en marcha, e incluso tres semanas después tenía cita con un psicoterapeuta para una consulta preliminar.

Tras dos sesiones, Sarah tenía claro que la química entre ella y el terapeuta era la adecuada, que podía abrirse a él y que estaba dispuesta a responder a todas sus preguntas exhaustivas sobre su situación vital, sobre aspectos concretos de su desarrollo personal, incluido el desarrollo escolar y profesional, con el fin de sentar las bases de una terapia satisfactoria.

Sarah se sentía cada vez mejor después de cada sesión de terapia y comprendía cada vez mejor que su miedo a la enfermedad tenía sus raíces en la infancia. Con la ayuda del terapeuta, trabajó sobre todo la relación con su madre en una sesión de terapia cognitivo-conductual y disolvió viejas pautas de comportamiento. Esto dio a Sarah una nueva perspectiva y la liberó gradualmente de sus terribles miedos. Incluso aprendió a confiar de nuevo en su espejo. Podía aceptarse a sí misma, mirarse al espejo pronto, examinar brevemente el lunar, darse cuenta de que no había cambiado, no hacer un gran alboroto por ello y seguir adelante con su día.

Después de todo, la vida puede ser muy bella.

Cada vez más liberada de su miedo a las enfermedades terribles, Sarah también está preparada de nuevo para un nuevo amor, para una pareja que la acepte tal como es, con la que pueda llegar a ser feliz. Su nueva confianza en sí misma la anima a hacerlo. Sarah también ha descubierto una nueva afición para sí misma, totalmente gratuita y muy eficaz, según ha ido descubriendo: pasear por la hermosa naturaleza. Lo hace al menos tres veces por semana, ha programado días fijos para ello y ahora no tiene que obligarse a hacerlo. Lo anhela de verdad, porque ha notado que su cabeza está mucho más libre después de caminar, se siente bien y también tiene un efecto muy positivo en la calidad de su sueño. Sus cavilaciones han disminuido mucho, ya no da vueltas en la cama durante horas, lo que a su vez le da frescura y equilibrio para el día siguiente: ¡qué bonito efecto secundario, y así se rompe el círculo vicioso!

Por supuesto, también hay días en que los pensamientos de Sarah divagan y se queda atascada en viejos tiempos pasados, pero Sarah ha aprendido e interiorizado enfoques terapéuticos con los que puede apartar sus pensamientos y cambiarlos para mejor. Dentro de un momento descubrirás exactamente cómo.

Ejercicios de aplicación inmediata

Cada crisis en tu vida, o aquí concretamente también el sentimiento impotente de miedo excesivo, conlleva oportunidades increíbles. ¡Reconoce tus problemas y utilízalos como un giro en tu vida! ¡Enfréntate a tu miedo! Di basta a tu estado actual y utiliza las siguientes posibilidades para salir de tu miedo:

Ayuda médica / psicoterapia o terapia cognitivo-conductual

¡Acude a un médico! Puedes acudir a tu médico de familia o a un psiquiatra/psicoterapeuta y abordar allí tus temores. ¡Cuanto antes, mejor! Así evitarás que la ansiedad se manifieste en tu vida. Al fin y al cabo, ¡quieres vivir una vida feliz y no dejar que los miedos gobiernen tu vida! En cualquier caso, ¡busca ayuda médica y prepárate para la terapia! Puedes elegir entre terapias individuales o de grupo, y el médico te aconsejará. Los miedos también son fácilmente tratables. En el caso de las fobias, por ejemplo, se puede aplicar la terapia de confrontación, es decir, si tienes fobia a las arañas, la forma más rápida de curarla es dejar que los bichos pasen por tu brazo. Esto puede sonar absurdo al principio, pero está coronado por el éxito, aunque en ese momento no puedas imaginártelo y te produzca escalofríos. Al principio, esta idea de una araña en el brazo también podría tener lugar sólo mentalmente, en el sentido de que soportas este acontecimiento mentalmente y sólo entonces llegas a la situación real. En detalle, ¡el terapeuta encontrará contigo la mejor manera! ¡Reconoce tu miedo y ponte a su lado y al tuyo propio! Los humanos tendemos a querer siempre "hacer que todo desaparezca" o "deshacernos de él" rápidamente, pero si nos damos cuenta de que nuestro miedo es simplemente una parte de nosotros y pertenece a nuestra personalidad, si aprendemos a aceptarlo, entonces dejará de dominarnos tanto.

Aceptación de tu miedo

¡No te juzgues a ti mismo ni a tu sentimiento de miedo! ¡Acepta LO QUE ES!

Has creado el sentimiento de miedo en tu vida una vez tú mismo. Cuando el miedo surja en ti, percíbelo conscientemente, acéptalo como un sentimiento amoroso, di SÍ a ti mismo, di SÍ a tu miedo:

"¡SÍ tú, mi miedo, tienes permiso para estar conmigo ahora, eres parte de mí en este momento, no te estoy echando, te acepto! Te he creado y te acepto como mi sentimiento".

Cierra los ojos y siente de cerca tu miedo cuando intente hacer de nuevo sus travesuras en ti. Se alzará en tu interior e intentará dominar tu cuerpo, pero también pasará si simplemente lo aceptas y lo abrazas como a un amigo. La aceptación significa amor y el amor es la clave de una existencia y una vida felices y plenas.

La autoaceptación es lo mejor que puedes hacer por ti, porque al fin y al cabo, ¡eres la persona más importante de tu vida! Así que cuida bien de tus sentimientos de miedo, sé radicalmente honesto contigo mismo y tu miedo disminuirá si lo permites y adoptas una actitud amorosa hacia él. Así es como se puede transformar el sentimiento de miedo, porque todo sentimiento malo sólo surge cuando se juzga negativamente.

Medicación o combinación con terapia conductual

Si necesitas medicación para la ansiedad, coméntalo también con tu médico.

Existen los llamados inhibidores selectivos de la recaptación de serotonina (ISRS), que se utilizan para muchos trastornos psiquiátricos. La serotonina se encuentra en nuestro sistema nervioso y también se denomina "hormona de la felicidad". Se trata de un neurotransmisor que influye en distintos procesos del organismo, como las emociones, el sistema central de recompensa y también el estado de ánimo y el impulso. Por lo tanto, la administración de psicofármacos adicionales puede ser útil, ya que la deficiencia de serotonina se asocia con un estado de ánimo depresivo y ansiedad.

Si no te gusta tomar medicamentos, no sólo están disponibles como agentes quimioterapéuticos, sino también como alternativas a base de plantas, por ejemplo en forma de altas dosis de hierba de San Juan.

Sin embargo, como no hay estudios sobre si el efecto perdura tras el final de la terapia, debes discutir la posibilidad de tomar medicación muy cuidadosamente con tu médico y seguir considerándola para el caso agudo actual o para la estabilización, o utilizarla como complemento de la terapia conductual.

Deporte / ejercicio al aire libre - el poder curativo de los paseos

No hace falta que te conviertas en una corredora rápida, ni que completes un maratón, pero el ejercicio al aire libre es una buena forma de despejarte y, simplemente, de sentirte bien. El ejercicio libera hormonas de la felicidad, previene muchas dolencias físicas, alivia el estrés, libera endorfinas que provocan sentimientos de felicidad y reduce la ansiedad. ¡Tu bienestar te lo agradecerá!

Empieza con paseos cortos, a ser posible diarios, incluso con tiempo frío y húmedo. Esto también aumentará tu resistencia y te hará sentir más sano en general. También puedes aliviar la tensión interior, la agresividad y la frustración. Además, reforzarás tu autoestima y serás menos propenso a la depresión y la ansiedad. Motívate: "Hoy puedo hacerlo". Llévate a un amigo contigo a dar un paseo; la motivación es aún mayor en pareja.

Pide más información a tu seguro médico. Hay muchos cursos deportivos que ofrecen y subvencionan las compañías de seguros médicos. También puedes conocer a gente con tus mismas inquietudes. Elige un tipo de deporte que te guste y con el que sientas placer. Para las personas cuyo elemento no es el agua, la natación o el kitesurf tampoco son lo más adecuado. A las personas que odian hacer footing les puede gustar el senderismo. Encontrarás lo adecuado para ti si lo pruebas.

El Qigong es un ejemplo para principiantes. Esta forma china de concentración y movimiento, que también equivale a la meditación, activa las energías del cuerpo y mejora su flujo. El Qigong sirve para relajarse y al mismo tiempo conduce a una mejor sensación corporal, tiene un efecto regulador en todo el sistema nervioso, refina la autoconciencia e influye positivamente en las emociones y en todo nuestro estado de ánimo. ¡No dudes en informarte sobre ello!

Quizá te ayude a decidirte a no utilizar el coche todos los días en el futuro, sino a activar de nuevo la bicicleta, empezando por distancias cortas, quizá sólo para pequeñas compras. Te encantará cuando se haya convertido en un ritual.

Gratitud

La gratitud es una gran herramienta para una vida plena y feliz. No tienes que decir ni pensar grandes frases de gratitud. ¡Agradece hoy tu existencia! Cada día es un regalo, hazte consciente de que es un gran regalo que se te permita estar en el mundo, que vivas en paz, que tengas suficiente para comer. Cada noche, antes de irte a dormir, dite a ti mismo tres frases: "Hoy he estado agradecido por...".

Lo mejor es interiorizar tu gratitud y dejar que se convierta en un ritual fijo y en parte de tu día o de tu noche, adquiriendo un pequeño cuaderno de gratitud y formulando tres frases al día sobre lo que has agradecido hoy. No tienen por qué ser grandes cosas ni formas de pensar complicadas, basta con disfrutar de una mariposa. "Estoy agradecido por haber visto hoy esta hermosa mariposa". O disfruta conscientemente de tu taza de té, concéntrate en el sabor y di: "Estoy agradecido por este té tan agradable". Si haces esto todos los días, tu vida cambiará positivamente. No ocurrirá de la noche a la mañana, así que ¡sigue con ello y hazlo!

¡No pienses en desastres!

¡Permanece en el aquí y ahora! Observa lo que realmente hay en ese momento. Sé consciente de los sonidos y los olores, concéntrate en lo que estás haciendo o viendo ahora mismo. Destierra tus pensamientos negativos de ayer, mañana o pasado mañana, quédate con el hoy y en el momento presente. No pienses en lo negativo de ayer, en las cosas malas que podrían ocurrir mañana y en la catástrofe que te espera pasado mañana. Puedes hacerlo diciéndote inmediatamente basta, deja de pensar en ese pensamiento y mira a tu alrededor lo que te rodea en este momento. Date cuenta inmediatamente de que sólo son pensamientos los que pasan por tu cabeza y no te creas todos tus pensamientos.

Dite a ti mismo: "Es sólo un pensamiento".
Aún puedes cuestionar tu pensamiento: "¿Es realmente cierto mi pensamiento?", "¿Puedo estar realmente seguro de que este pensamiento es cierto?".

Esto te llevará rápidamente a una afirmación clara. No sabes si tu pensamiento, o incluso tu pensamiento catastrófico, se hará realmente realidad. Por lo tanto, ¡detén el pensamiento negativo de inmediato!

¡Centra tu atención en la respiración!

Ponte cómodo, puede ser un sillón, el sofá, una

tumbona acogedora o un lugar agradable en el jardín, en el banco del parque o donde te sientas a gusto. ¡Siente tu respiración!

Inspira lenta y conscientemente, aguanta la respiración un momento y espira con la misma consciencia y lentitud. Repite este ejercicio varias veces. Puede que te vaya bien el llamado método 4-7-8, que puedes utilizar si sientes que se acerca un ataque de pánico o si el miedo es muy grande.

En esta técnica respiratoria inhalas lentamente durante 4 segundos, mantienes la respiración durante 7 segundos y exhalas de nuevo durante 8 segundos. La espiración puede ser silenciosa. Esto regula la tensión arterial y calma tu sistema nervioso. Repite este ejercicio unas 4 veces. Si utilizas este ejercicio a diario, podrás controlar inmediatamente tu cuerpo y calmarte cuando aumente la ansiedad.

Sin embargo, también puedes probar un método de recuento diferente:

Cuenta del 1 al 10 al inhalar, luego hasta el 5 al hacer una pausa para respirar, y hacia atrás del 10 al 1 al exhalar. Acompaña este ejercicio con una imagen en tu mente: piensa, por ejemplo, en una mariposa que se posa en un arbusto, permanece sentada y luego sale volando de nuevo. O el mar y las olas que se precipitan lentamente sobre la playa y luego vuelven a desaparecer en el mar. Aquí no hay límites para tu imaginación.

Amor propio y confianza en ti mismo

Tómate tiempo para ti y haz algo bueno para ti cada día. Hazte la pregunta: "¿Qué necesito hoy para sentirme bien y tener un buen día?", porque tú eres la persona más importante de tu vida.

Acéptate con todas tus debilidades y defectos, porque son humanos y te pertenecen. Eres valioso y tienes razón como ser humano, incluso cuando estás ansioso. ¡Tú también mereces una buena vida!

Cree en ti misma y en tu energía y sé amable contigo misma. Decide qué permites que hagan los demás y dónde están tus límites.

¡Deja de quejarte y de lloriquear! La vida tiene nuevos retos para cada uno de nosotros cada día, tiene peligros cada día, pero también muchas nuevas oportunidades. Intenta reconocerlas y acogerlas como algo positivo. Asegúrate también de tener un entorno positivo y no te rodees de gente negativa.

Define pensamientos positivos, por ejemplo "Estoy bien tal como soy" o "Merezco la felicidad".

Piensa en el futuro. ¿Qué quieres conseguir todavía en tu vida? ¿Quieres continuar con tu carrera actual o ha llegado el momento de cambiar? Sé valiente para permitirte pensamientos de cambio. ¿Quizá nunca has sido realmente feliz en tu trabajo, en tu relación, etc.? No rehúyas tus pensamientos, sino asúmelos e intenta averiguar cómo quieres que sea tu vida en los próximos años.

¡Formula claramente tus planes y objetivos!

Aclara el sentido de tu vida de forma positiva.

¡Permítete también tiempo a solas! Asegúrate de tomarte un tiempo en tu vida cotidiana y permítete descansos y momentos hermosos. Disfruta a solas de la vista de prados, árboles, arroyos, flores, montañas y agua. Huele las flores del camino y sé consciente de las muchas pequeñas cosas y momentos hermosos.

Técnicas de relajación

Aprende técnicas de relajación como la Relajación Muscular Progresiva según Jacobsen, conocida abreviadamente como PMR, o entrenamiento autógeno. Experimentarás un estado físico y mental de relajación que conlleva una reducción de la tensión emocional. Tu seguro médico puede informarte sobre los cursos. También puedes preguntar en estudios deportivos, e incluso los fisioterapeutas ofrecen cursos. También puedes solicitar rehabilitación psicosomática. Puedes preguntar a tu proveedor de pensiones al respecto.

Baño en el bosque

Los baños de bosque son también un remedio excelente contra la ansiedad y la tensión.

Saca tu fuerza de la naturaleza y utilízala para tu bienestar y contra tus miedos. Durante los baños de bosque o los paseos conscientes por el bosque estás muy cerca de la naturaleza, puedes respirar libremente y no sentirte observado. Puedes escuchar a los pájaros, observar pequeños insectos y oler el musgo. La paz y la armonía del bosque reducen las hormonas del estrés y el verde de las plantas tiene un efecto calmante sobre los nervios. En el bosque puedes encontrarte completamente a ti mismo, puedes volver a ser un niño. Busca pequeñas flores, teje una corona, sopla en las briznas de hierba y haz sonidos, ¡como cuando eras niño! Salta, salta, alégrate conscientemente, pero también tómate descansos en el bosque una y otra vez, siente el aire puro, abre tus sentidos y ¡simplemente percibe! ¡Sé consciente! Camina descalzo y siente los desniveles, los distintos materiales del suelo o el calor o el frescor del musgo, las raíces... ¡Siéntete a ti mismo!

Conclusión

Todos los seres humanos tenemos miedo. Algunos tenemos miedo al peligro real, es decir, un miedo que les mantiene vivos y les protege, y otros tienen un miedo infundado que no es útil y es patológico, que les bloquea y les desequilibra a ellos y a sus vidas.

En cada miedo, y en cada miedo a la enfermedad en particular, hay también una oportunidad. Reconocer esta oportunidad significa descubrir lo que no ves en tu vida hasta ahora, lo que no quieres admitir. Cada miedo nos muestra honestamente nuestra condición, tiene un significado profundo y al mismo tiempo una tarea. Es importante reconocerlo. La persona enferma y ansiosa no es una víctima inocente, sino que ella misma también es culpable. Sus síntomas de miedo a la enfermedad se muestran físicamente, pero son conflictos psicológicos que hay que desenmascarar como problemas de la persona.

Surge la pregunta: ¿Cómo puedes estar sano si sufres una ansiedad que te dificulta el día, que te impide llevar una vida despreocupada en este momento?

En este caso, es esencial buscar ayuda profesional en forma de psicoterapia o terapia conductual y no centrarse en todos los pequeños síntomas que parecen habitar en el cuerpo como fantasmas, sino vivir en el aquí y ahora, fijarse en la belleza de la naturaleza, recibir el amor de la familia y sentir un gran sentimiento de gratitud cada día y ser consciente de ello. Es duro y difícil, pero merece la pena encontrarse a uno mismo. Es un proceso de duración y no ocurre de la noche a la mañana, pero sigue en ello, por tu propia salud, por tu propia felicidad en la vida, por la satisfacción y el bienestar.

Cuando tienes un problema, quieres deshacerte de él lo antes posible. Pero en la vida no funciona así de sencillo. Todo lleva su tiempo. A su vez, merece la pena invertirlo. ¡Es una inversión para ti! Aunque sea un proceso largo reconocer que padeces un trastorno de ansiedad, es sumamente útil llegar a un acuerdo contigo mismo y con tu vida y tu historia de ansiedad para salir del problema fortalecido y lleno de vida.

Así que: ¡Afronta tu miedo! ¡Aprende técnicas de relajación y atención plena! Nadie tiene que avergonzarse de su ansiedad. Busca ayuda profesional en forma de psicoterapia y deshazte de los viejos prejuicios de que la psicoterapia es un método para tratar a los perturbados mentales. Para cada vez más personas, la psicoterapia para los trastornos de ansiedad es una herramienta muy útil y uno de los mejores métodos para experimentar la consciencia, conocerse mejor y comprenderse a uno mismo con todos sus comportamientos, allanando así el camino para tener más confianza en uno mismo y más amor propio. No debes sobrecargar tus expectativas, pero en cualquier caso merece la pena, aunque el camino sea duro y pedregoso.

¡Vencerás tu miedo!

¡Mereces vivir una vida sin miedos ni preocupaciones!

¡Tú puedes!

¡Todo el amor!

Maike Ahlers 2020

1ª edición

Contacto: Psiana eCom UG/ Berumer Str. 44/ 26844 Jemgum

Diseño de portada: Fenna Larsson

Foto de portada: depositphotos.com